# ANTIBIOTIQUES

## THINGS YOU SHOULD KNOW
## (QUESTIONS ET REPONSES)

Rumi Michael Leigh

# Introduction

Je voudrais vous remercier et vous féliciter pour avoir acheté ce livre, "Antibiotiques, ce que vous devriez savoir (questions et réponses)".

Ce livre vous aidera à comprendre, réviser et avoir une bonne connaissance générale et des mots-clés des antibiotiques.

Merci encore d'avoir acheté ce livre, j'espère que vous l'apprécierez !

# Chapitre 1

1) Que sont les antibiotiques ?

- Les antibiotiques sont des substances qui combattent les infections bactériennes.

2) Toutes les bactéries sont-elles nocives ?

- Non, toutes les bactéries ne sont pas nocives. Il y a de bonnes et de mauvaises bactéries.

3) Qu'est-ce qu'un microbiome ?

- Un microbiome est une bactérie qui vit dans notre corps.

4) Les antibiotiques n'affectent-ils que les mauvaises bactéries ?

- Non, les antibiotiques peuvent aussi affecter les bonnes bactéries.

5) Les antibiotiques agissent-ils sur les virus ?

- Non, les antibiotiques n'agissent pas sur les virus.

6) Pourquoi les antibiotiques n'agissent-ils pas sur les virus ?

- Les antibiotiques n'agissent pas sur les virus car ceux-ci ont une structure différente de celle des bactéries.

7) Quelles sont les formes d'antibiotiques ?

- Les antibiotiques peuvent être sous forme de comprimés ou de liquides intraveineux.

8) Les bactéries ont-elles une paroi cellulaire ?

- Oui, les bactéries ont une paroi cellulaire.

9) Que sont les bactéries anaérobies ?

- Les bactéries anaérobies sont des bactéries qui peuvent se développer en l'absence d'oxygène.

10) Où les bactéries anaérobies sont-elles principalement présentes dans le corps ?

- Les bactéries anaérobies se trouvent principalement dans le tractus gastro-intestinal.

# Chapitre 2

1) De quoi est composée la paroi cellulaire ?

- La paroi cellulaire est composée de polysaccharides et de pentapeptides.

2) Les cellules humaines ont-elles une paroi cellulaire ?

- Non, les cellules humaines n'ont pas de parois cellulaires.

3) Une membrane cellulaire est-elle identique à une paroi cellulaire ?

- Non, une membrane cellulaire n'est pas la même chose qu'une paroi cellulaire.

4) Quelle est la principale différence entre une membrane cellulaire et une paroi cellulaire ?

- La principale différence entre une membrane cellulaire et une paroi cellulaire réside dans le fait que tous les types de cellules ont des membranes cellulaires mais qu'une paroi cellulaire n'est présente que dans les plantes, les champignons, les algues et les bactéries.

5) Donner un exemple d'antibiotique qui attaque la membrane cellulaire d'une bactérie.

- La polymyxine est un exemple d'antibiotique qui attaque la membrane cellulaire d'une bactérie.

6) Donner un exemple d'antibiotique qui attaque la paroi cellulaire d'une bactérie.

- La pénicilline est un exemple d'antibiotique qui attaque la paroi cellulaire d'une bactérie.

7) Que traite la pénicilline ?

- La pénicilline traite la syphilis, le streptocoque, etc.

8) Qu'est-ce qu'une enzyme ?

- Une enzyme est une molécule de protéine qui accélère une réaction chimique.

9) Qu'est-ce qu'une infection nosocomiale ?

- Une infection nosocomiale est une infection contractée dans un établissement de soins (hôpital, clinique, etc.).

10) Qu'est-ce que la pharmacocinétique ?

- La pharmacocinétique décrit comment les médicaments se déplacent et sont utilisés dans le corps.

# Chapitre 3

1) Qu'est-ce qu'un antibiotique ciblé ?

- Un antibiotique ciblé est un antibiotique qui attaque un type particulier de bactérie.

2) Quand un antibiotique ciblé est-il habituellement prescrit ?

- Un antibiotique ciblé est habituellement prescrit lorsque la bactérie à l'origine de l'infection est connue.

3) Qu'est-ce qu'un antibiotique à large spectre ?

- Un antibiotique à large spectre est un antibiotique qui s'attaque à différents types de bactéries.

4) Quand un antibiotique à large spectre est-il habituellement prescrit ?

- Un antibiotique à large spectre est habituellement prescrit lorsque la bactérie à l'origine de l'infection est inconnue.

5) Quelles sont les deux actions principales d'un antibiotique ?

- Les deux actions principales d'un antibiotique sont ses actions bactériostatiques et bactéricides.

6) Les antibiotiques bactériostatiques tuent-ils les bactéries ?

- Non, les antibiotiques bactériostatiques ne tuent pas les bactéries.

7) Qu'est-ce que l'action bactériostatique d'un antibiotique ?

- L'action bactériostatique d'un antibiotique est l'action qui inhibe la multiplication des bactéries.

8) Qu'est-ce que l'action bactéricide d'un antibiotique ?

- L'action bactéricide d'un antibiotique est l'action qui détruit / tue les bactéries.

9) Un antibiotique peut-il avoir une action bactériostatique et bactéricide ?

- Oui, un antibiotique peut avoir des actions bactériostatiques et bactéricides.

10) Quelle forme est un antibiotique dans un site infecté ?

- Un antibiotique est sous forme active dans un site infecté.

# Chapitre 4

1) Qu'est-ce qu'une coagulase ?

- Une coagulase est une enzyme protéique produite par des microorganismes tels que certaines bactéries qui convertissent le fibrinogène en fibrine.

2) Qu'est-ce que le fibrinogène ?

- Le fibrinogène est une protéine qui participe à la coagulation du sang.

3) Qu'est-ce que la fibrine ?

- La fibrine est une protéine produite par le fibrinogène qui participe à la coagulation du sang.

4) Où peut-on trouver des bactéries ?

- On trouve des bactéries presque partout dans notre environnement, même en nous.

5) Deux antibiotiques peuvent-ils être combinés et utilisés sur un patient ?

- Oui, deux antibiotiques peuvent être utilisés sur un patient.

6) Quel est l'avantage de combiner deux antibiotiques ?

- L'avantage de combiner deux antibiotiques est d'obtenir une meilleure efficacité.

7) Quelle est la relation symbiotique entre une bactérie et son hôte ?

- Une relation symbiotique entre une bactérie et son hôte est une relation bénéfique entre la bactérie et son hôte.

8) Certains types d'antibiotiques peuvent-ils arrêter la croissance chez les adolescents ?

- Oui, certains types d'antibiotiques peuvent arrêter la croissance chez les adolescents.

9) Comment certains types d'antibiotiques arrêtent-ils la croissance chez les adolescents ?

- Certains types d'antibiotiques peuvent arrêter la croissance chez les adolescents en interférant avec le cartilage épiphysaire.

10) Que sont les prophylactiques ?

- Les prophylactiques sont des médicaments utilisés pour prévenir les maladies.

# Chapitre 5

1) Quelle est la forme d'une bactérie du coccus ?

- Une bactérie de coccus a une forme sphérique.

2) Quelle est la forme d'une bactérie bacille ?

- Une bactérie de bacilles a la forme d'une tige.

3) Les bactéries à Gram positif ont-elles une membrane cellulaire externe ?

- Non, les bactéries à Gram positif n'ont pas de membrane cellulaire externe.

4) Les bactéries à Gram négatif ont-elles une membrane cellulaire externe ?

- Oui, les bactéries à Gram négatif ont une membrane cellulaire externe.

5) Qu'est-ce que les Pseudomonas ?

- Les Pseudomonas sont des bactéries à Gram négatif.

6) Est-ce que tous les Pseudomonas causent des infections ?

- Non, tous les Pseudomonas ne causent pas d'infections.

7) Que sont les bactéries atypiques ?

- Les bactéries atypiques sont des bactéries aux structures cellulaires inhabituelles.

8) Quelle est la couleur d'une bactérie atypique à la coloration de Gram ?

- Les bactéries atypiques n'ont pas de couleur à la coloration de Gram.

9) Les bactéries atypiques sont-elles Gram positif ?

- Non, les bactéries atypiques ne sont pas Gram positif.

10) Les bactéries atypiques sont-elles Gram négatif ?

- Non, les bactéries atypiques ne sont pas Gram négatif.

# Chapitre 6

1) Quelle est la coloration d'une bactérie à Gram positif ?

- La coloration d'une bactérie à Gram positif est violette.

2) Quelle est la coloration d'une bactérie à Gram négatif ?

- La coloration d'une bactérie à Gram négatif est rose.

3) Comment est la paroi d'une bactérie à Gram positif ?

- La bactérie à Gram positif a une paroi épaisse.

4) Comment est la structure d'une bactérie à Gram positif ?

- La bactérie à Gram positif a une structure simple.

5) Comment est la paroi d'une bactérie à Gram négatif ?

- La bactérie à Gram négatif a une paroi moins épaisse que celle d'une bactérie à Gram positif.

6) Comment est la structure d'une bactérie à Gram négatif ?

- La structure d'une bactérie à Gram négatif est complexe.

7) Comment les antibiotiques inhibent-ils la synthèse de la paroi bactérienne ?

- Les antibiotiques inhibent la synthèse de la paroi bactérienne en bloquant l'assemblage des composants protéiques et lipidiques.

8) Comment les antibiotiques inhibent-ils la synthèse de la membrane cytoplasmique ?

- Les antibiotiques inhibent la synthèse de la membrane cytoplasmique en pénétrant dans la cellule et en modifiant la structure de la membrane cytoplasmique.

9) Comment les antibiotiques inhibent-ils la synthèse protéique des bactéries ?

- Les antibiotiques inhibent la synthèse protéique des bactéries en établissant un pont entre les filaments de l'ADN.

# Chapitre 7

1) Qu'est-ce que la neutropénie ?

- La neutropénie est un faible niveau de neutrophiles.

2) Que sont les neutrophiles ?

- Les neutrophiles sont un type de globules blancs.

3) Quelles sont les fonctions des neutrophiles ?

- Les neutrophiles combattent les infections.

4) Qu'est-ce que la leucopénie ?

- La leucopénie est une réduction du nombre de leucocytes.

5) Quel est l'œdème de Quincke ?

- L'œdème de Quincke est un gonflement fréquent de la couche plus profonde de la peau ou des muqueuses.

6) Comment appelle-t-on l'œdème de Quincke ?

- L'œdème de Quincke est aussi appelé œdème d'angioneurose.

7) Qu'est-ce que l'anurie ?

-   L'anurie, c'est quand le rein ne peut plus produire d'urine.

8) Qu'est-ce que l'oligurie ?

-   L'oligurie est une faible production d'urine.

9) Qu'est-ce que l'endocardite ?

-   L'endocardite est une inflammation de l'endocarde due à une infection.

10) Qu'est-ce que l'urticaire ?

-   L'urticaire est une inflammation de la peau provoquant une éruption cutanée due à une réaction allergique.

# Chapitre 8

1) Qu'est-ce que la thrombocytopénie ?

- La thrombocytopénie est un faible taux de thrombocytes.

2) Quel est un autre nom pour les thrombocytes ?

- Les plaquettes sont un autre nom pour les thrombocytes.

3) Quelles sont les fonctions des thrombocytes ?

- Les thrombocytes aident à la coagulation du sang.

4) Qu'est-ce qu'un prurit ?

- Le prurit est une démangeaison de la peau.

5) Qu'est-ce que la candidose ?

- La candidose est une infection fongique causée par Candida.

6) Qu'est-ce que l'anémie hémolytique ?

- L'anémie hémolytique est un trouble caractérisé par la destruction rapide des érythrocytes.

7) Qu'est-ce qu'un choc anaphylactique ?

- Un choc anaphylactique est une réaction allergique grave qui rend le corps hyper sensible.

8) Qu'est-ce que la salmonelle ?

- La salmonelle est une maladie bactérienne commune qui provoque une infection du tractus gastro-intestinal.

9) Quelles sont les causes courantes de Salmonella?

- Les causes courantes de Salmonella sont la contamination de l'eau et des aliments.

10) Qu'est-ce que Klebsiella ?

- Klebsiella est une infection bactérienne à Gram négatif.

# Chapitre 9

1) Quelle est la concentration minimale inhibitrice d'un antibiotique ?

- La concentration minimale inhibitrice d'un antibiotique est la plus faible concentration d'un antibiotique capable d'inhiber la multiplication de bactéries après 18 à 24 heures de contact à 37 degrés.

2) Quelle est la concentration minimale inhibitrice d'un antibiotique ?

- La concentration minimale inhibitrice d'un antibiotique est la plus faible concentration d'un antibiotique lui permettant de détruire 99,9% des bactéries après 18 à 24 heures de contact.

3) Quelle est la voie d'administration d'antibiotiques pour les infections graves ?

- Pour les infections graves, la voie d'administration des antibiotiques est la voie parentérale.

4) Qu'est-ce que l'administration parentérale ?

- L'administration parentérale est l'administration d'un médicament sur d'autres parties du corps, à l'exception du tube digestif.

5) Quelles sont les voies d'élimination des antibiotiques ?

- Les voies d'élimination des antibiotiques sont les voies urinaire et hépatique.

6) Quelle est la flore normale de l'urine ?

- L'urine n'a pas de flore normale.

7) Quelle est la flore normale du sang ?

- Le sang n'a pas de flore normale.

# Chapitre 10

1) Quelles sont les réactions allergiques causées par les effets secondaires des antibiotiques ?

- Les réactions allergiques causées par les effets secondaires des antibiotiques sont les éruption cutanée, l'œdème de Quincke, l'urticaire, le prurit, le choc anaphylactique, etc.

2) Un choc anaphylactique est-il une maladie potentiellement mortelle ?

- Oui, un choc anaphylactique pourrait être une maladie mortelle.

3) Quels sont les effets secondaires des antibiotiques ?

- Les effets secondaires des antibiotiques sont l'hypotension, l'ototoxicité, les douleurs musculaires, les douleurs articulaires, les réactions allergiques, les troubles neurologiques, les troubles digestifs, les troubles rénaux, la néphrotoxicité et les troubles hématologiques.

4) Quels sont les troubles digestifs causés par les effets secondaires des antibiotiques ?

- Les troubles digestifs causés par les effets secondaires des antibiotiques sont les nausées, les vomissements, la candidose, la diarrhée, les douleurs abdominales, etc.

5) Quels sont les troubles hématologiques causés par les effets secondaires des antibiotiques ?

- Les troubles hématologiques causés par les effets secondaires des antibiotiques sont l'anémie hémolytique, la leucopénie, la neutropénie, la thrombocytopénie, etc.

6) Quels sont les troubles neurologiques causés par les effets secondaires des antibiotiques ?

- Les troubles neurologiques causés par les effets secondaires des antibiotiques sont l'insomnie, les maux de tête, la somnolence, etc.

7) Quels sont les troubles rénaux causés par les effets secondaires des antibiotiques ?

- Les troubles rénaux causés par les effets secondaires des antibiotiques comprennent les calculs rénaux, l'anurie, l'oligurie, etc.

8) Quels sont les troubles de l'ototoxicité causés par les effets indésirables des antibiotiques ?

- Les troubles de l'ototoxicité causés par les effets indésirables des antibiotiques sont les acouphènes, les troubles de l'équilibre, etc.

# Chapitre 11

1)  Que peut traiter l'amoxicilline ?

-  L'amoxicilline peut traiter les salmonelles, la méningite, les infections des voies urinaires, les voies respiratoires, etc.

2)  Qu'est-ce que l'isoniazide ?

-  L'isoniazide est un antibiotique utilisé pour le traitement de la tuberculose.

3)  Que peuvent traiter les céphalosporines ?

-  Les céphalosporines traitent la méningite, les Pseudomonas, la Klebsiella, etc.

4)  Que sont les macrolides ?

-  Les macrolides sont des antibiotiques bactériostatiques.

5)  Donner des exemples d'antibiotiques macrolides.

-  L'érythromycine, la clarithromycine, la fidaxomicine et le zithromax sont des exemples d'antibiotiques macrolides.

6) Que traitent les antibiotiques Macrolides ?

- Les antibiotiques Macrolides traitent les infections gastro-intestinales, la pneumonie, les maladies sexuellement transmissibles, L'Helicobacter pylori, etc.

7) Qu'est-ce que la pneumonie ?

- La pneumonie est une infection qui cause l'inflammation des sacs respiratoires des poumons.

8) Qu'est-ce que l'Helicobacter pylori ?

- L'Helicobacter pylori est une infection bactérienne du tube digestif qui entraîne des complications telles que des plaies, des ulcères, pouvant éventuellement conduire au cancer de l'estomac.

9) Est-ce que l'Helicobacter pylori est Gram positif ou à Gram négatif ?

- L'Helicobacter pylori est Gram-négatif.

# Chapitre 12

1) Que sont les amino-glycosides ?

- Les amino-glycosides sont des antibiotiques bactéricides.

2) Donner des exemples d'antibiotiques à base d'amino-glycosides.

- Quelques exemples d'antibiotiques à l'amino-glycoside sont la plazomicine, la gentamicine, l'amikacine, la tobramycine, etc.

3) Que traitent les amino-glycosides ?

- Les amino glycosides traitent la pneumonie, la méningite, les infections des voies urinaires, etc.

4) Que traite la rifampicine ?

- La rifampicine traite la lèpre, la tuberculose, la maladie du légionnaire, etc.

5) Qu'est-ce que la maladie du légionnaire ?

- La maladie du légionnaire est une forme grave de pneumonie causée par la bactérie légionelle.

6) Quelle est l'action de la rifampicine ?

- La rifampicine inhibe l'enzyme ARN polymérase dépendante de l'ADN.

7) Quelle est la fonction de l'ARN polymérase ?

- L'ARN polymérase est utilisée pour la transcription de l'ADN en ARNm.

8) Quelle est l'action des antibiotiques daptomycines ?

- Les antibiotiques daptomycines inhibent la synthèse de l'ADN et de l'ARN.

9) Que sont les antibiotiques tétracyclines ?

- Les antibiotiques tétracyclines sont des antibiotiques bactériostatiques.

10) Que traitent les antibiotiques tétracyclines ?

- Les antibiotiques tétracyclines traitent les infections des voies urinaires et respiratoires, le paludisme, l'acné, la maladie de Lyme, la maladie du charbon, la pneumonie, etc.

# Chapitre 13

1) Donner un exemple d'un antibiotique qui inhibe la métabolisation de l'acide folique chez les bactéries.

- Le sulfamidé est un antibiotique qui inhibe la métabolisation de l'acide folique chez les bactéries.

2) Donner un exemple d'un antibiotique qui inhibe la synthèse de l'ADN chez les bactéries.

- La rifamycine est un antibiotique qui inhibe la synthèse de l'ADN chez les bactéries.

3) Donner un exemple d'un antibiotique qui inhibe la synthèse des protéines dans les bactéries.

- La streptomycine inhibe la synthèse des protéines chez les bactéries.

# Conclusion

Merci encore d'avoir acheté ce livre. J'espère que cela vous a aidé dans votre cheminement pour comprendre les antibiotiques.

S'il vous plaît, si vous avez apprécié ce livre, j'aimerais que vous laissiez un commentaire. Ce serait apprécié.

Je vous remercie.